Indice dei contenuti

Aglio nero

Enzo Cantante

Descrizione del libro:

Alcuni alimenti hanno tutte le fortune! Il sapore dell'aglio nero non solo accompagna le papille gustative in un viaggio indimenticabile, ma offre anche un'ampia gamma di effetti positivi sull'organismo.

La storia misteriosa e i benefici dell'"aglio nero" sono molto ambigui e Enzo Cantante vuole chiarire tutto questo nel suo libro. L'aglio nero, molto apprezzato nel Giappone, in Tailandia e in Corea, è un prodotto relativamente nuovo per il mercato tradizionale degli Stati Uniti (dal 2008 circa). Oggi è sempre più conosciuto sia per il suo sapore unico che per gli effetti benefici che ha sulla salute.

Il fatto che l'aglio nero contenga quasi il doppio di antiossidanti e sostanze nutritive rispetto all'aglio crudo significa che può trattare problemi di circolazione, malattie cardiache, infiammazioni, pelle danneggiata dall'età, livelli elevati di colesterolo, diabete, sistema immunitario compromesso, cancro, danni al fegato, morbo di Alzheimer e altri disturbi cronici. I benefici di questo oro nero non dovrebbero più essere nascosti, siete d'accordo? Esploriamo questo alimento ricco di sostanze nutritive!

L'autore:

Enzo Cantante
Lettore appassionato e versatile
autore interessato. Vive con il suo secondo
moglie in Thailandia.

Aglio nero

Un toccasana per la salute del vostro corpo

da

Enzo Cantante

1. Edition, 2023

No. 4/2 , Moo.7

A.Mueang , Ban Khok

67000 Phetchabun

© Copyright 2023 di Enzo Cantante - Tutti i diritti riservati.

Questo materiale è fornito a scopo puramente educativo ed è quindi universale. I dati sono forniti senza alcun tipo di garanzia o accordo. I marchi sono utilizzati senza l'autorizzazione o il supporto del proprietario del marchio. I marchi e le etichette citati in questo libro appartengono ai rispettivi proprietari e questo materiale non è in alcun modo affiliato ad essi.

Introduzione

Ci sono molti miracoli al mondo da celebrare e, per me, l'aglio è il più meritevole.
-Leone Buscaglia

L'uso dell'aglio nero risale a centinaia di anni fa. Fu commercializzato per la prima volta come prodotto salutistico e molti lo considerano tuttora un integratore alimentare per migliorare la salute. Ogni anno, negli Stati Uniti si consumano più di 250 milioni di chili di aglio. Inoltre, è molto apprezzato nelle nazioni del Medio Oriente e del Mediterraneo, oltre che in Cina e in India. In Tailandia, gli abitanti del luogo credono che l'uso dell'aglio nero li faccia vivere più a lungo. Dal 2008 si sta lentamente facendo strada negli Stati Uniti. Per il suo gusto complesso che combina sapori dolci e salati, è molto ricercato da chef rinomati[1].

La cultura coreana, nota soprattutto per il suo kimchi, ha affinato la tecnica della fermentazione elevando lentamente il gusto di alimenti comuni a un livello completamente nuovo. Non deve sorprendere che la Corea sia il Paese in cui l'aglio nero è apparso per la prima volta. Dopo essere stato invecchiato per almeno un mese, ha una dolcezza caramellata, una ricchezza saporita e una sensazione sulla lingua paragonabile a quella che si prova mangiando un dattero. È allo stesso tempo dolce e pastoso, tanto che è difficile rendersi conto che si sta consumando aglio. Questi spicchi fermentati hanno una consistenza morbida, sono semplici da mangiare da soli e non lasciano un retrogusto forte in bocca. Negli ultimi anni, in tutto il mondo, si è visto che è apparso sempre più spesso e ora è tornato in cima a molte liste di ingredienti stagionali e irrinunciabili nei ristoranti più raffinati e ora anche nelle pizzerie.

Il processo di fermentazione dell'aglio nero è semplice e naturale e non prevede l'uso di conservanti. Il prodotto finale è ancora più nutriente dell'aglio tradizionale non fermentato. Si dice che l'aglio nero abbia il doppio degli antiossidanti e della vitamina C rispetto all'aglio normale, quindi non c'è motivo per non apprezzarlo.

L'aglio, in tutte le sue forme, è un efficace farmaco naturale. Anche se l'aglio nero può avere un fascino maggiore come esaltatore di sapore nei cibi, non dimenticate che può essere consumato crudo. È un potente antibiotico e un agente antivirale e può essere utilizzato per il trattamento di un'ampia gamma di malattie. Inoltre, contiene composti utili per combattere il cancro. Il fatto che l'aglio nero abbia così tanti effetti positivi sulla salute - tra cui la riduzione dei livelli di colesterolo, il miglioramento delle funzioni immunologiche, la riduzione dell'insorgenza di malattie croniche e una serie di altri vantaggi - ha contribuito alla sua rapida ascesa in popolarità. Inoltre, è un'ottima fonte di antiossidanti e vitamine, entrambi essenziali per il mantenimento della salute dell'organismo[2].

Scopriamo di più su questo super-alimento!

Che cos'è l'aglio nero

L'aglio nero è un aglio fresco invecchiato che ha una consistenza morbida e liscia e un sapore ricco e dolce. Può essere utilizzato per esaltare il sapore di un'ampia varietà di piatti salati (e anche di alcuni dolci!). L'aglio nero ha anche un colore più scuro rispetto al normale aglio fresco. Gli spicchi di aglio nero possono essere tritati, schiacciati o ridotti in purea con relativa facilità, il che li rende un'ottima aggiunta a salse, stufati, pasta e verdure saltate.

Profilo nutrizionale

I seguenti nutrienti si trovano in 15 grammi di aglio nero sbucciato[3]:

- Calorie: 40
- Proteine: 2 grammi
- Grassi: 0 grammi
- Carboidrati: 8 grammi
- Fibre: 3 grammi
- Zucchero: 4 grammi

Inoltre, l'aglio nero presenta livelli rilevabili dei seguenti elementi:

- Vitamina C
- Vitamine del gruppo B (B1, B2, B3, B6)
- Folato
- calcio
- Manganese
- Magnesio
- Fosforo
- Zinco
- Ferro

L'aglio nero ha una minore concentrazione della sostanza chimica nota come allicina, responsabile di molti degli effetti positivi sulla salute associati all'aglio comune. Tuttavia, presenta un'elevata concentrazione di fitonutrienti, aminoacidi e antiossidanti. Le concentrazioni, invece, si spostano in seguito al processo di invecchiamento.

Il contenuto di antiossidanti dell'aglio nero è superiore a quello dell'aglio comune. Inoltre, presenta una maggiore quantità di una sostanza nota come S-allilcisteina (SAC). L'allicina viene assorbita più facilmente dall'organismo grazie alla SAC. Poiché contiene più allicina rispetto all'aglio normale, l'aglio nero può essere più efficace nell'aiutare l'organismo a ottenere i vantaggi per la salute associati a questo composto.

Aglio arrostito vs aglio nero

Il termine „aglio arrostito" non si riferisce alla stessa cosa dell'"aglio nero". Come si è appena detto, l'aglio nero si ottiene lasciando riposare indisturbati gli spicchi d'aglio a bassa temperatura per molte settimane. Per preparare l'aglio arrostito, è sufficiente cuocere l'aglio crudo ad alta temperatura per circa un'ora, o finché non diventa abbastanza morbido. Gli spicchi di aglio nero sono morbidi e un po' appiccicosi, ma sono ancora abbastanza solidi da poter essere affettati o tritati. Oltre ad essere un po' aspri e dolci, hanno anche sfumature salate che non sono eccessive e che derivano dall'aglio fresco utilizzato per prepararli.

Gli spicchi d'aglio arrostiti assumono un colore dorato e un sapore dolce e caramellato. Sono molto morbidi, quasi mollicci, e possono essere facilmente incorporati in purè di patate e condimenti per insalate.

Le varietà

Esistono due tipi diversi di bulbi interi di aglio nero, a più spicchi e a un solo spicchio. È molto probabile che conosciate già l'aglio chiamato a più spicchi. Poiché la buccia distingue ogni spicchio, è necessario sbucciarlo separatamente.

Il sapore

Il sapore dell'aglio nero è caratterizzato da una sottile dolcezza che ricorda la melassa e da un leggero sapore simile a quello del tamarindo o dell'aceto balsamico. Inoltre, ha la profondità e le tracce umami della salsa di soia. Gli spicchi sono notevolmente appiccicosi e hanno una consistenza più morbida rispetto a quelli dell'aglio fresco. Durante il processo di invecchiamento, gli spicchi diventano un po' più secchi, il che si traduce in una consistenza un po' gommosa ma morbida.

Dove si trova

L'aglio nero è facilmente acquistabile online sia da grandi che da piccoli produttori e spesso si trova anche nei negozi di specialità alimentari e nei centri di alimentazione.

L'aglio nero stagionato e l'aglio nero fermentato sono disponibili in diverse forme, tra cui bulbi interi, spicchi sbucciati, purea, essiccato e granulato. Trovate l'aglio nero sotto forma di bulbi, spicchi o purea se desiderate utilizzarlo nei piatti nello stesso modo in cui usereste l'aglio convenzionale crudo o arrostito. I vasetti o i mazzetti più piccoli, contenenti da due a cinque bulbi di aglio nero, sono quelli che si trovano più spesso nei negozi.

Se si desidera aglio nero in grandi quantità, è possibile prepararlo in casa mettendo i bulbi interi in una pentola a cottura lenta o in una pentola per il riso e impostando la temperatura bassa; tuttavia, ci vorranno dalle tre alle sei settimane perché l'aglio raggiunga la sua piena maturazione.

Dove conservare

I bulbi di aglio nero non sbucciati possono essere conservati a temperatura ambiente nella loro confezione, purché non siano stati aperti. Una volta aperta, la confezione deve essere conservata in frigorifero fino alla data di scadenza o di utilizzo, a seconda di quale sia la prima. Se conservato correttamente in frigorifero, l'aglio nero può conservarsi fino a un mese.

Gli spicchi di aglio nero sbucciati, interi o tritati, così come le puree, devono essere conservati in frigorifero in contenitori ermetici o barattoli di vetro.

Come integrare l'aglio nero in cucina

L'aglio nero, come quello fresco, può essere consumato sia crudo che cotto. Se avete bulbi pieni di aglio nero, dovrete sbucciare gli spicchi prima di poterli utilizzare. Tuttavia, sbucciare gli spicchi d'aglio nero richiede molto meno tempo che sbucciare gli spicchi d'aglio freschi. Non dovrebbe essere difficile separare gli spicchi dalla loro buccia. Dopo essere stato sbucciato, l'aglio nero può essere tagliato a pezzi, tritato o ridotto in purea prima di essere utilizzato in qualsiasi piatto che richieda aglio fresco.

Tenete presente, tuttavia, che l'aglio nero non ha il gusto deciso dell'aglio fresco, il che significa che il suo sapore può essere facilmente sovrastato da altri componenti. È possibile che sia necessario utilizzare una quantità di aglio nero superiore a quella dell'aglio fresco o che sia necessario utilizzarlo in piatti dal gusto semplice per far risaltare il sapore particolare dell'aglio nero. Di seguito sono elencati alcuni degli usi dell'aglio nero:

- - Mescolatelo ai condimenti (come la maionese!) e aggiungetelo all'insalata di patate o agli hamburger.
- - Includetelo in piatti come salsas, salse per spaghetti, zuppe e stufati mescolandolo.
- - Cospargetelo su pizze e focacce per insapo rirle.
- - Può anche essere utilizzato con successo in dolci non convenzionali, come il gelato e i brownies, ad esempio.

Il sapore dell'aglio nero potrebbe piacervi di più di quello dell'aglio crudo.

La misteriosa storia dell'aglio nero

Intorno al 2008, l'aglio nero ha avuto il suo momento di gloria. Immediatamente si è diffuso in tutti i ristoranti più prestigiosi del mondo e gli chef hanno fatto a gara per creare il piatto a base di aglio nero che li avrebbe superati tutti. Ma da dove è nato? La storia dell'aglio nero è nebulosa e ci sono diverse ipotesi sulla sua origine. Nel 2009, un coltivatore di aglio nel Regno Unito ha affermato di aver creato l'aglio nero utilizzando una ricetta vecchia di 4.000 anni e originaria della Corea. Testimonianze più contemporanee collocano l'inizio del fenomeno all'inizio del XX secolo[4].

Alcune famiglie giapponesi e coreane affermano che i loro antenati coltivano e utilizzano l'aglio nero da centinaia di anni, e questa è un'altra teoria. È probabile che tutte queste spiegazioni sull'origine dell'aglio nero siano plausibili e che invece l'aglio nero sia stato semplicemente „riscoperto" in modo indipendente numerose volte nel corso della storia. In Ayurveda è diffusa l'idea errata che l'aglio e la cipolla siano off-limits. L'origine di questo equivoco è sconosciuta. Non abbiate paura e mangiatene a volontà, raccogliendo i numerosi vantaggi per la vostra salute!

Esistono due storie principali sull'origine dell'aglio nero, una antica e l'altra moderna, che sono le più dissimili tra loro. Le sentirete entrambe e poi vi lasceremo scegliere quella che ritenete più verosimile.

Mark Botwright

Un agricoltore britannico di nome Mark Botwright era interessato a scoprire come conservare i 900.000 bulbi d'aglio che coltivava per poterli utilizzare continuamente durante l'anno. Improvvisamente, si imbatte in un'antica ricetta coreana per l'aglio nero che risale a 4.000 anni fa. I bulbi devono essere sottoposti a „calore e umidità per più di un mese" come parte di questo processo. Applica il procedimento ai suoi bulbi e „Voilà", trova l'aglio nero e si innamora immediatamente del suo sapore dolce e setoso. Lavora quindi per perfezionare il suo metodo e mantiene la sua scoperta un segreto ben custodito, arrivando a non divulgare l'antica fonte originale della sua scoperta.

Scott Kim

Nel 2004, l'inventore coreano Scott Kim costruisce e brevetta una macchina in grado di produrre aglio nero. La sua „macchina conserva i bulbi per tre settimane, durante le quali il calore e l'umidità controllati estraggono gli zuccheri naturali e rendono gli spicchi neri". I bulbi rimangono sulla griglia di raffreddamento per un'altra settimana prima di essere confezionati. Nel 2008, la sua azienda, la Black Garlic Inc. ha iniziato a produrre i bulbi su larga scala e a commercializzarli. Mentre il misterioso aglio nero, appena etichettato come „super alimento", si faceva strada in tutto il mondo, circolavano anche molte ipotesi sulle sue origini. Kim è rimasto fermo nella sua affermazione e ha detto: „Contrariamente a quanto si può essere portati a credere, l'aglio nero non è una cucina antica della Corea... Sono io l'inventore e la mia tecnica esclusiva è protetta da tre brevetti".
brevetti".

Ora conoscete le due ipotesi principali, ma questo è solo l'inizio dell'affascinante complessità che ci attende. Esistono altre storie, non altrettanto note, che affermano che il prodotto è nato in Giappone alcuni secoli fa. In un'altra storia, una famiglia coreana di Toronto sostiene di aver fatto fermentare l'aglio nero in vasi di argilla per più di un secolo. La famiglia sostiene di averlo fatto per generazioni. [Il fatto che sia davvero gustoso non è un mistero, nonostante nessuno sia riuscito a scoprire la verità su di esso (o, se lo ha fatto, esita a raccontarla).

Le origini culturali dell'aglio nero

Inoltre, l'aglio nero ha un grande peso e importanza culturale. Molti ritengono che sia stata la Corea il paese responsabile della sua prima diffusione, anche se le sue radici sono nel continente asiatico. I coreani consideravano l'aglio nero un efficace rimedio per la salute e lo utilizzavano per curare un'ampia gamma di patologie, oltre che per aumentare la loro forza fisica e la loro vitalità. Con il passare del tempo la sua reputazione è cresciuta e l'aglio nero ha iniziato a comparire nei mercati di tutto il mondo, tra cui Cina, Vietnam e Thailandia. L'antico metodo di preparazione dell'aglio nero consisteva nel mettere gli spicchi d'aglio in contenitori di terracotta o ceramica, chiudere i coperchi e conservarli in un luogo freddo e asciutto per molti mesi. In questo modo l'aglio fermentava da solo. Esistono diverse credenze culturali associate all'aglio nero. In Corea, si credeva che dare il tradizionale aglio nero a sei spicchi alle donne avrebbe concesso loro poteri soprannaturali e persino l'immortalità. D'altra parte, nella mitologia taoista praticata in alcune comunità del Vietnam e della Thailandia, si credeva che il processo di modifica del DNA di un taoista richiedesse l'uso di sei spicchi d'aglio. Si trattava di un'idea mantenuta da alcuni gruppi. Concentrando e amplificando la loro forza vitale, si credeva che questo potesse offrire loro l'immortalità.

Per questo motivo, nel corso della storia e della civiltà, l'aglio nero è stato considerato un super alimento in quanto si dice che contenga una serie di caratteristiche e vantaggi che giovano alla salute. Questa affermazione sembra essere giustificata anche al giorno d'oggi, dato che un numero crescente di indagini e studi suggerisce che l'aglio nero è, di fatto, un super alimento[5].

Produzione dell'aglio nero - La reazione di Maillard o fermentazione

La fermentazione viene spesso utilizzata per descrivere il processo di produzione dell'aglio nero; tuttavia, non esiste una vera e propria fermentazione che avviene durante la produzione dell'aglio nero.

Che cos'è la fermentazione?

I microrganismi come i batteri o i lieviti sono responsabili della trasformazione di una sostanza in un'altra durante il processo di fermentazione. Gli enzimi normalmente pungenti presenti nell'aglio bianco vengono degradati durante il processo di invecchiamento che produce l'aglio nero, che avviene in un ambiente caldo e umido. A differenza delle reazioni di Maillard più immediate, come la tostatura di un marshmallow, la degradazione dell'aglio richiede un lungo periodo di tempo, esattamente come molti processi di fermentazione. Ciò lo distingue da questi processi.

Reazione di Maillard

Un processo chimico noto come reazione di Maillard è responsabile della trasformazione dell'aglio crudo nel suo caratteristico colore scuro. La domanda è: che cos'è esattamente la reazione di Maillard? Nel mondo della chimica, il termine „reazione di Maillard" si riferisce alla reazione chimica che avviene tra aminoacidi e zuccheri in presenza di calore. Questo processo provoca l'imbrunimento degli alimenti e conferisce loro un nuovo sapore, colore e aroma. Lo zucchero è un'altra sostanza spesso presente nei prodotti alimentari, come gli aminoacidi, che sono un tipo di proteine. Durante la reazione di Maillard, gli aminoacidi e gli zuccheri presenti negli alimenti vengono riorganizzati in modo tale da riflettere la luce in modo specifico. È questo che conferisce al pasto il suo caratteristico colore marrone e la sua consistenza. La reazione di Maillard non solo conferisce al cibo il suo caratteristico colore marrone, ma gli conferisce anche sapore e profumo. Quando si frigge, si arrostisce o si prepara il cibo in altro modo che genera calore, avviene la reazione di Maillard, che porta alla formazione di numerose molecole che conferiscono al prodotto finito il suo profumo caratteristico. La reazione di Maillard non avviene solo in alcuni alimenti selezionati quando vengono cucinati, ma in quasi tutti gli alimenti. Anche se il sapore e il profumo possono essere diversi da un alimento all'altro, la colorazione può essere la stessa. Il calore, l'umidità e il tempo sono i tre requisiti essenziali affinché avvenga la reazione di Maillard. La reazione di Maillard ha luogo nella produzione dell'aglio nero perché avviene a una temperatura leggermente elevata, con umidità e per un lungo periodo di tempo. Di conseguenza, l'aglio nero non può essere prodotto senza il processo di Maillard e, pertanto, gli alimenti che oggi consumiamo con piacere non avrebbero il loro sapore e profumo caratteristico in assenza della reazione di Maillard[6].

Che cos'è esattamente?

Dopo aver studiato un po' l'argomento, sono giunto alla conclusione che la reazione di Maillard, che è la reazione chimica principale che avviene in questo scenario, è responsabile dell'imbrunimento dell'aglio nero. Non so se si possa dire che l'aglio nero abbia subito contemporaneamente anche un processo di fermentazione.

Probabilmente si tratta di stabilire se ci sono o meno microrganismi impegnati nel processo di degradazione. Secondo un'altra teoria, le temperature necessarie per la produzione dell'aglio nero sono molto elevate perché possa avvenire un vero processo di fermentazione. È possibile che si tratti di una degradazione enzimatica che avviene contemporaneamente al processo di Maillard. Per lo meno, il processo è abbastanza simile a quello di una fermentazione; tuttavia, probabilmente non si tratta affatto di una fermentazione.

Notevoli benefici per la salute associati all'aglio nero

I vantaggi dell'aglio nero per la salute sono molti e possono addirittura superare i benefici dell'aglio crudo. In questo capitolo esaminiamo alcuni dei possibili vantaggi per la salute che l'aglio nero può offrire. L'aglio nero è un prodotto alimentare innocuo che può essere utilizzato come l'aglio fresco; tuttavia, la FDA non ha concesso l'approvazione per il suo utilizzo in campo medico e in generale vi è una carenza di studi clinici affidabili. Consultate il vostro medico di fiducia prima di iniziare un'integrazione con l'aglio nero. Non esistono prove cliniche a sostegno dell'uso dell'aglio nero nel trattamento delle malattie descritte in questa sezione. Di seguito sono riportati i dati delle ricerche precedenti condotte su animali e sistemi cellulari, che dovrebbero orientare qualsiasi ricerca futura. Tuttavia, le ricerche descritte di seguito non devono essere considerate come una prova della veridicità dei benefici per la salute che vengono dichiarati.

Contiene più antiossidanti

La procedura di fermentazione fa sì che l'aglio nero abbia una concentrazione di antiossidanti molto più elevata rispetto all'aglio crudo. Ciò è dovuto al fatto che quando l'aglio nero fermenta, la molecola nota come allicina, responsabile del forte odore che si sprigiona quando l'aglio viene schiacciato, viene trasformata in sostanze chimiche antiossidanti come alcaloidi e flavonoidi. L'allicina viene trasformata in una serie di sostanze chimiche diverse durante il processo che trasforma l'aglio in aglio nero[7].

L'aglio nero contiene diversi antiossidanti:

- - Composti di Amadori e di Heyns: Sono le sostanze chimiche generate dal processo di Maillard. I forti antiossidanti noti come composti di Amadori/Heyns si trovano nell'aglio nero che, rispetto all'aglio fresco, ne contiene da 40 a 100 volte di più.

- - 5-idrossimetilfurfurale: è un composto antinfiammatorio che funziona anche come antiossidante. Il suo nome deriva dalla sua struttura chimica. Poiché il 5-HMF viene pro dotto durante il processo di fermentazione ad alte temperature, l'aglio nero contiene una concentrazione molto maggiore di questo componente salutare rispetto all'aglio bianco.

- - Composti organosolforati: Solfuro di diallile, disolfuro di diallile, trisolfuro di diallile e diallile.

- trisolfuro di diallile e tetrasolfuro di diallile.

- - Piruvato: È un'importante sostanza chimica contenuta nell'aglio nero che funge sia da antiossidante che da antinfiammatorio. L'ossido nitrico e la prostaglandina E2, che prolungano e aggravano l'infiammazione, vengono ridotti.

- - S-allilcisteina
- - Tetraidro-β-carboline
- - N-fruttosil glutammato
- - N-fruttosil-arginina (NFA)
- - Allixina
- - Selenio
- - N-alfa-(1-deossi-d-fruttosio-1-il)
- -L-arginina

- - Flavonoidi, polifenoli e altri alcaloidi

Inoltre, l'aglio nero contiene ossido di azoto, che secondo le ricerche ha potenti effetti antitumorali e antivirali. Inoltre, contiene una sostanza chimica antinfiammatoria nota come 2-linoleoil-glicerolo. La prostaglandina E2 e le citochine, importanti per la promozione e la segnalazione della risposta infiammatoria, che rendono più lungo il processo di morte cellulare e lo esacerbano, insieme al gonfiore e ad altri spiacevoli sintomi di un'allergia, di un'infezione o di un'altra malattia, si riducono di conseguenza a livelli più bassi.

Il meccanismo di funzionamento

L'aglio è ricco di sostanze chimiche che donano idrogeno e zolfo, essenziali per lo sviluppo dei suoi effetti antiossidanti. Questi composti si trovano in concentrazioni estremamente elevate nell'aglio. L'aglio ha un componente instabile noto come allicina. Questo componente può essere trasformato in composti organosolforati, che non solo sono più stabili, ma hanno anche la capacità di donare idrogeno e zolfo.

I composti che donano idrogeno e zolfo sono molto necessari per le azioni antiossidanti, poiché in questo modo attivano il fattore Nfr-2. Quando i fattori Nfr-2 si legano agli elementi di risposta antiossidante, causano il rilascio di una serie di enzimi diversi:

- - Eme ossigenasi-1
- - Superossido dismutasi
- - Catalasi
- - Chinone-ossidoreduttasi-1
- - Glutatione S-transferasi

Tutti questi enzimi sono essenziali perché possono trasformarsi in efficaci antiossidanti, trasformando gli atomi di ossigeno e azoto potenzialmente dannosi in stati in cui non possono combinarsi tra loro e causare gravi danni alle cellule del corpo umano. Il potenziale antiossidante dell'aglio nero può essere attribuito in gran parte ai composti organosolforati prodotti dall'allicina. Gli antiossidanti sono molecole che aiutano a proteggere le cellule dal danno ossidativo che, se non controllato, può portare a una serie di disturbi. La maggior parte degli antiossidanti ingeriti proviene da alimenti vegetali, tra cui l'aglio. Secondo i risultati di una ricerca pubblicata nel 2014, il livello di attività antiossidante totale è aumentato drasticamente nell'aglio nero invecchiato. Secondo i risultati della stessa ricerca, il livello di antiossidanti dell'aglio ha raggiunto il massimo dopo 21 giorni di fermentazione.

Regola lo zucchero nel sangue

Le persone che soffrono di diabete e di glicemia elevata corrono un rischio maggiore di gravi problemi di salute, tra cui danni ai reni, infezioni e malattie cardiache. In uno studio condotto nel 2019, un estratto di aglio nero è stato somministrato ai ratti, che sono stati alimentati con una dieta ricca di grassi e zuccheri. I ratti trattati con l'estratto di aglio nero hanno mostrato miglioramenti metabolici come la riduzione del colesterolo, la diminuzione dell'infiammazione e la regolazione dell'appetito[8].

Una precedente ricerca condotta nel 2009 su ratti diabetici ha indicato che le proprietà antiossidanti dell'aglio nero potrebbero aiutare a prevenire i problemi che spesso sono il risultato di un elevato livello di zucchero nel sangue. In un altro esperimento condotto nel 2019, i ricercatori hanno somministrato ai ratti una dieta molto ricca di grassi. Rispetto ai topi che non l'hanno mangiato, quelli che hanno ingerito aglio nero avevano livelli di glucosio e insulina nel sangue molto più bassi rispetto a quelli che l'hanno consumato.

È essenziale tenere presente che alcuni di questi risultati provengono da ricerche condotte su animali e che sono ancora necessarie ulteriori ricerche sull'efficacia dell'aglio nero sul diabete e sui livelli di zucchero nel sangue nelle persone.

Riduce la probabilità di sviluppare malattie cardiache

Diversi studi hanno rilevato che l'aglio nero ha aiutato le persone con livelli di colesterolo leggermente elevati a raggiungere livelli di colesterolo più sani. In una ricerca sull'uomo durata 12 settimane e che ha utilizzato dei placebo, a 30 partecipanti sono stati somministrati 6 grammi di aglio nero prima di ogni pasto per tutta la durata dello studio. Al termine della ricerca, i livelli di colesterolo HDL, noto anche come colesterolo „buono", sono risultati aumentati rispetto al gruppo placebo. D'altro canto, si è registrata una leggera diminuzione del colesterolo LDL, talvolta noto come „colesterolo cattivo".

Grazie all'elevata concentrazione di composti orga-nosolforati, l'aglio nero ha anche la capacità di rilassare i vasi sanguigni, con conseguente riduzione della pressione arteriosa. I pazienti con pressione alta hanno assunto due o quattro spicchi d'aglio nero al giorno nel corso dello studio, che è durato dodici settimane. Il risultato è stato una riduzione complessiva di 11,8 mm Hg della pressione sanguigna[9].

In un altro esperimento condotto su animali, i ricercatori hanno scoperto che la somministrazione ai ratti di una dieta ricca di grassi determinava un aumento dei livelli di grassi totali nel sangue, di trigliceridi e di colesterolo. L'estratto di aglio nero ha contribuito a ridurre questi livelli. La presenza di questi livelli elevati è spesso indicativa di un aumento del rischio di malattie cardiovascolari.

In un'indagine, a soggetti affetti da malattie coronariche sono stati somministrati 20 grammi di estratto di aglio nero una volta al giorno per un periodo di sei mesi. Rispetto a coloro che hanno assunto un placebo, i soggetti che lo hanno ingerito presentavano livelli più elevati di antiossidanti nell'organismo e segni migliori del buon funzionamento del cuore.

È possibile che l'inclusione dell'aglio nero nella dieta aiuti a mantenere o migliorare la salute cardiovascolare; tuttavia, sono necessarie ulteriori ricerche sull'uomo per comprendere meglio l'impatto degli integratori di aglio nero sul cuore.

Non ci sono prove sufficienti a sostegno

I presunti vantaggi riportati di seguito sono comprovati solo da un numero esiguo di ricerche cliniche di scarsa qualità. Non ci sono prove sufficienti a sostegno dell'uso dell'aglio nero per nessuno degli scopi qui indicati. Prima di utilizzare l'aglio nero, consultate sempre un medico e in nessun caso sostituitelo a ciò che il vostro medico vi ha raccomandato o prescritto.

Combatte l'infiammazione

In esperimenti condotti sia sull'uomo che sugli animali, è stato dimostrato che l'aglio nero riduce gli effetti della coagulazione del sangue causata dall'aggregazione delle piastrine. Un antiossidante chiamato 5-HMF, che si trova nell'aglio nero, è stato utilizzato in una ricerca su cellule umane ed è stato osservato che inibisce l'attivazione del fattore nucleare kappa B (NF-B). Questa molecola è responsabile della regolazione della produzione di citochine, che aiutano le cellule stimolate dal TNF a rimanere attive più a lungo.

Le cellule innescate dal TNF contribuiscono alla risposta infiammatoria, che aumenta il flusso sanguigno, il gonfiore e il numero di cellule di difesa che vengono attirate sul posto. Inoltre, è stato ridotto il numero di proteine che collegano le cellule e causano coaguli di sangue. Si è ridotto anche il numero di cellule responsabili dell'infiammazione e dei danni alle cellule[10].

In un test condotto sui macrofagi, che sono cellule immunitarie, i ricercatori hanno scoperto che l'aglio nero era in grado di ridurre la sintesi di ossido nitrico, TNF e prostaglandina E2, tutti fattori che contribuiscono in modo significativo alle risposte infiammatorie. L'aglio nero è stato in grado di ridurre i livelli di una serie di proteine ed enzimi diversi, in particolare la sintasi di NO, il TNF e la proteina ciclossigenasi-2.

In uno studio condotto sui topi, i ricercatori hanno scoperto che quando agli animali sono stati somministrati 120 mg/kg di aglio nero, i livelli ematici delle citochine TNF- e IL-6 si sono ridotti. Per determinare l'eventuale funzione dell'aglio nero nella riduzione dell'infiammazione nelle persone, saranno necessari test clinici più ampi e rigorosi. Per il momento, tutto ciò che si può dire è che l'inclusione dell'aglio nero in una dieta altrimenti salutare non farà male.

Fornisce una difesa contro le allergie

Gli anticorpi chiamati immunoglobuline E (IgE) e i mastociti sono legati allo sviluppo delle allergie. Entrambi questi fattori contribuiscono a promuovere l'infiammazione cronica. Per essere più precisi, una reazione allergica di tipo I viene avviata quando viene attivato il recettore delle IgE, che si trova sulla superficie della membrana apicale delle cellule immunitarie.

Una riduzione dei livelli di enzimi infiammatori (esosaminidasi e TNF-) è stata osservata in un esperimento su cellule in cui l'aglio nero è stato somministrato a una concentrazione di 2 mg/mL. In questo modo si è evitata una reazione allergica. In un altro studio sulle cellule, l'uso di aglio nero a una concentrazione di 50 g/mL ha inibito le principali molecole che favoriscono le allergie (prostaglandina

E2, leucotriene B4 e ciclossigenasi-2) e ha impedito la segnalazione (fosforilazione di Syk, fosfolipasi A2 e 5-lipossigenasi) che può portare all'attacco delle cellule da parte delle cellule del sistema immunitario note come macrofagi.

I topi a cui è stato somministrato l'aglio nero hanno ridotto la reazione allergica, osservabile sulla pelle. Le ricerche condotte su animali e cellule suggeriscono che l'aglio nero può essere in grado di ridurre i marcatori delle allergie e di prevenire le risposte allergiche; tuttavia, al momento non sono stati condotti studi sull'uomo[11].

Inverte i danni al fegato

È stato dimostrato che l'aglio nero può aiutare a proteggere il fegato dai danni che possono essere causati dalla continua esposizione del fegato a tossine, droghe, alcol e infezioni. Secondo una ricerca condotta sui ratti, l'aglio nero ha dimostrato di avere un effetto preventivo in caso di lesioni epatiche, evitando così futuri danni al fegato.

Inoltre, è stato dimostrato che l'aglio nero potrebbe essere utile nel trattamento di malattie croniche. Per esempio, una ricerca condotta su animali ha indicato che l'aglio nero migliora la funzione epatica in caso di danni persistenti al fegato indotti dall'alcol. Ciò è probabilmente dovuto all'attività antiossidante dell'aglio nero. In un altro esperimento, a ratti con fegato danneggiato è stato somministrato aglio nero invecchiato, che ha dimostrato di abbassare i livelli di ALT e AST, due sostanze nel sangue che sono elevate in caso di danno epatico.

Grazie al livello più elevato di una sostanza chimica nota come CYP2E1 nell'aglio nero, l'attività abituale del fegato e il tasso metabolico sono stati aumentati. Inoltre, l'aglio nero è stato in grado di ridurre la quantità di depositi di fegato grasso e di ripristinare un sano equilibrio nel diametro delle cellule epatiche[12].

Aiuta a gestire il peso

Secondo le ricerche, l'aglio nero può ridurre notevolmente il peso corporeo, il numero di tessuti adipocitari e la quantità di grasso distribuito nello stomaco.

Ma come fa l'aglio nero a combattere i chili di troppo? Gli scienziati ritengono che elimini le cellule grasse impedendo lo sviluppo di nuove cellule grasse. Di conseguenza, il processo di conversione dei grassi concentrati in cellule adipose viene rallentato. Quindi, li decompone e li trasforma in energia, il che significa che è meno probabile che si aumenti di peso dopo averli inclusi nella dieta.

Una ricerca condotta sui ratti ha rilevato che l'aglio nero riduce notevolmente il peso corporeo, il grasso dello stomaco e la quantità di cellule grasse (adipociti). Inoltre, sono stati ridotti i livelli di trigliceridi e di LDL (il colesterolo „cattivo"), mentre sono aumentati i livelli di HDL (il colesterolo „buono").

Aumenta la resistenza alle infezioni

Le proprietà antinfiammatorie degli antiossidanti dell'aglio nero lo rendono un alimento utile per rafforzare il sistema immunitario. Gli antiossidanti combattono contro i radicali liberi e proteggono dallo stress ossidativo che può danneggiare le cellule. Se il sistema immunitario è forte, sarà in grado di difendere il corpo da germi e malattie dannose in modo più efficiente[13].

Inibisce la crescita delle cellule cancerogene

Secondo i risultati della ricerca, l'aglio nero può essere efficace nell'inibire la crescita delle cellule tumorali. L'estratto di aglio nero ha dimostrato di avere livelli più elevati di effetti immunostimolanti, antiossidanti e antitumorali rispetto all'estratto di aglio crudo in una ricerca condotta in provetta utilizzando il sangue di 21 partecipanti. Nel giro di tre giorni, i ricercatori hanno osservato che la soluzione di estratto di aglio nero era tossica per le cellule tumorali del polmone, del seno, dello stomaco e del fegato.

I ricercatori stanno valutando la possibilità che alcune delle sostanze chimiche attive dell'aglio nero possano inibire la crescita delle cellule tumorali. Si tratta di uno studio relativamente preliminare, condotto solo su cellule; pertanto non è possibile trarre conclusioni specifiche sull'influenza dell'aglio nero sul cancro negli animali reali o nell'uomo. Un gran numero di sostanze chimiche mostra azioni „anticancro" nelle cellule, ma questi effetti non possono essere osservati in sistemi vivi.

L'esposizione diretta all'aglio nero inibisce la produzione di molecole di segnalazione cancerogene note come JNK e p38MAPK in alcune cellule tumorali. Queste molecole svolgono un ruolo significativo nello sviluppo del cancro. Cellule tumorali come la A549, la HepG2 e la MCF-7 sono alcuni esempi di questo tipo. Attualmente sono in corso ricerche sull'aglio nero e sulle sostanze chimiche attive in esso contenute nelle seguenti aree[14]:

- - Leucemia
- - Cancro allo stomaco
- - Cancro al colon
- - Cancro dell'endometrio

Secondo i risultati di una ricerca, potrebbe contribuire a inibire lo sviluppo di cellule cancerose nel colon. I composti presenti nell'aglio nero invecchiato hanno la capacità di contrastare la produzione di radicali liberi nocivi da parte dell'organismo. Questa caratteristica contribuisce a limitare la proliferazione delle cellule cancerose nell'organismo e può anche aiutare a prevenire la diffusione del cancro in altre parti del corpo. Al momento non esistono dati sufficienti per sostenere l'uso dell'aglio nero nella prevenzione o nel trattamento del cancro; tuttavia, vengono condotte continue ricerche sulle cellule.

Ulcera gastrica e cancro

I pazienti affetti da cancro allo stomaco possono sperimentare la morte cellulare in presenza di elevate quantità di aglio nero.

In una ricerca è stato scoperto che un trattamento antitumorale a base di aglio nero riduce la crescita dei tumori allo stomaco nei topi. Inoltre, favorisce la sintesi di due enzimi essenziali, entrambi in grado di proteggere dai danni ossidativi provocati dalle cellule maligne[15].

Riduce la perdita di memoria

È stato dimostrato che l'aglio nero può contribuire a ridurre l'infiammazione che, nel tempo, può causare la perdita di memoria e il declino delle funzioni cerebrali. Gli scienziati ritengono che l'accumulo di una molecola proteica nota come beta amiloide sia la causa principale dell'infiammazione cerebrale, che a sua volta aumenta la probabilità di sviluppare il morbo di Alzheimer.

Secondo i risultati di una ricerca condotta sui ratti, l'aglio nero ha il potenziale di ridurre l'infiammazione cerebrale causata dalla beta amiloide e di potenziare la memoria a breve termine. In un altro studio, i ricercatori hanno sottoposto il cervello dei ratti a stress ossidativo. Somministrando ai topi un estratto di aglio nero, gli scienziati sono riusciti a impedire che lo stress ossidativo portasse a una riduzione della memoria. L'antiossidante noto come 5-HMF, che si trova nell'aglio nero, è responsabile della disattivazione della catena proteica nota come fattore nucleare kappa B. Se questa catena proteica viene attivata al di sopra dei suoi livelli normali, può provocare disturbi infiammatori, malattie autoimmuni e persino tumori. L'aglio nero è in grado di ridurre al minimo il rischio di varie malattie, poiché inibisce la catena che le provoca.

Inoltre, la catena proteica è responsabile della secrezione di citochine, proteine che regolano le risposte immunitarie e che possono potenzialmente aumentare il dolore e provocare infiammazioni cerebrali. Le citochine sono inoltre coinvolte in condizioni quali asma, aterosclerosi e artrite. Inibendo l'azione del fattore nucleare kappa B, l'aglio nero è in grado di sopprimere l'attività delle citochine.

Secondo i risultati di una ricerca condotta sui macrofagi, che sono un tipo di cellula immunitaria, l'aglio nero può ridurre l'infiammazione diminuendo la produzione di ossido nitrico (NO) e le cellule responsabili dell'infiammazione. Inoltre, inibisce l'attività di proteine ed enzimi necessari per la produzione di ossido nitrico e di cellule infiammatorie. Questo, a sua volta, si traduce in un minor numero di macrofagi, che sono uno dei principali responsabili del danno tissutale legato all'infiammazione persistente[16].

Il glutammato monosodico e le cellule cerebrali

Conoscete senza dubbio la spezia nota come MSG (glutammato monosodico). Nelle cellule cerebrali dei ratti, il glutammato monosodico (MSG) ha causato danni alle cellule Purkinje del cervelletto e dell'ippocampo; tuttavia, l'impatto dell'MSG sull'uomo è sconosciuto. Sia il cervelletto che l'ippocampo sono componenti essenziali del cervello per il loro ruolo nella regolazione della coordinazione muscolare e nel mantenimento della memoria a lungo termine. L'estratto di aglio nero è stato in grado di ridurre la quantità di danni prodotti dal glutammato monosodico alle cellule del Purkinje nei ratti[17].

Il significato di questa ricerca sui ratti che utilizzano l'aglio nero non è chiaro, soprattutto a causa del dibattito sul glutammato monosodico (MSG), che in diversi studi ha dimostrato di non avere alcun effetto negativo. È necessario condurre test sull'uomo.

Produzione di aglio nero

Preparare l'aglio nero in casa è un processo semplice che si traduce in un delizioso ingrediente speciale. In questo capitolo vi illustrerò il processo di preparazione dell'aglio nero in casa utilizzando una pentola istantanea, una pentola a cottura lenta, un cuociriso o un fermentatore alimentare[4], e vi fornirò alcuni suggerimenti su come utilizzare l'aglio fermentato prodotto in casa. Per preparare l'aglio nero in casa sono necessari i seguenti elementi:

- - Teste d'aglio fresche (intere)
- - involucro di plastica
- - Foglio di alluminio
- - Una pentola per il riso, una pentola istantanea, una pentola a cottura lenta, un fermentatore per alimenti o una macchina per la lievitazione.
- - Un luogo della casa che possa essere chiuso, come un garage o uno spazio esterno coperto.
- - Pazienza. La durata di questa procedura può variare da tre settimane a due mesi, poiché non è rapida.

Creazione dell'area di preparazione dell'aglio

Un luogo esterno ben ventilato (protetto dalle intemperie), un garage o una stanza separata che può essere chiusa dal resto della casa sono tutte opzioni valide per posizionare la pentola istantanea, la pentola a cottura lenta, la pentola per il riso o il fermentatore alimentare.

Perché? L'odore dell'aglio è piuttosto pungente, soprattutto nelle prime fasi del processo di preparazione, e rimane per almeno una settimana, se non di più. Se siete molto sensibili agli odori forti, vi consigliamo di sistemare l'attrezzatura all'aperto o in un garage sufficientemente ventilato.

La preparazione dell'aglio nero è piuttosto semplice; tutto ciò che serve è un po' di tempo e di perseveranza. Poiché si tratta di una procedura che richiede molto tempo, vi consiglio di prepararne una grande quantità. In questo modo ne avrete a sufficienza per voi e/o per regalarlo a tutti i vostri amici e parenti appassionati di cucina.

Preparare l'aglio nero nella pentola istantanea

- 1. Avvolgere ogni bulbo d'aglio fresco singolar mente in una pellicola di plastica.
- 2. Dopodiché, coprire i bulbi in carta stagnola con due strati separati.
- 3. Sollevare l'aglio in modo che non tocchi il fondo della pentola istantanea inserendo una rastrelliera all'interno dell'apparecchio.
- 4. Inserire gli spicchi d'aglio avvolti nella carta stagnola nella Instant Pot e coprire con il coperchio.
- 5. Impostare la temperatura su „caldo".
- 6. Prima di iniziare, assicurarsi che il timer sia impostato sul tempo massimo (99:59, che sta per 99 ore e 59 minuti). Poiché l'Instant Pot si spegne ogni 4 giorni, dovrete ricordarvi di ripri stinare l'impostazione „caldo" ogni volta che il timer si esaurisce.
- 7. Date un'occhiata al calendario e segnate una data imminente a tre settimane di distanza. Una volta raggiunta questa data, dovrete iniziare a ispezionare le teste d'aglio.

Come monitorare il processo

- - Dopo circa un mese o almeno tre settimane, dovrete iniziare a controllare i progressi dell'aglio utilizzando lo stesso bulbo come „tester ufficiale".

- - Togliere l'involucro ed estrarre uno degli spicchi d'aglio. Togliere il sottile, per valutare la situazione.

- - Avvolgete nuovamente il bulbo e rimettetelo nella pentola istantanea per un'altra settimana se non ha ancora assunto un colore caramello più scuro ed è ancora sodo.

- - Continuate a esaminare l'aglio una volta alla settimana; potrebbero essere necessarie dalle tre alle cinque settimane prima di ottenere un aglio nero scuro, liscio e appiccicoso al tatto.

Preparare l'aglio nero in una pentola a fuoco lento o in un cuociriso

Il metodo per prepararlo in una pentola a cottura lenta o anche in una pentola per il riso è identico a quello per prepararlo in una pentola istantanea. I bulbi d'aglio devono essere avvolti singolarmente in un involucro di plastica e poi in due strati di carta stagnola. Successivamente, è necessario posizionare una rastrelliera sul pavimento del contenitore per evitare che l'aglio poggi direttamente sul fondo e regolare la temperatura su „caldo".

Dopo circa tre settimane, si dovrebbe iniziare a testare l'aglio per vedere se è pronto. Se dopo tre settimane non è ancora diventato nero e morbido, avvolgetelo nuovamente e lasciatelo un'altra settimana. L'aglio può essere „cotto" anche dopo che è diventato completamente nero. Poiché l'aglio perde acqua durante la fermentazione, l'aglio può essere „cotto" anche dopo che è diventato completamente nero i sapori diventano più concentrati man mano che il processo prosegue.

Pro: Sono elettrodomestici molto diffusi e molti di noi li hanno già in casa. Pertanto, non è necessario acquistare un nuovo apparecchio, che costerà denaro e occuperà spazio in casa.

Contro: durante il processo, tende a consumare più energia, il che lo rende meno conveniente nel tempo. Questo è particolarmente vero se vivete in una regione in cui l'elettricità è costosa. Poiché la pentola a cottura lenta o il cuociriso saranno utilizzati per un periodo di tempo prolungato, non sarà possibile utilizzarli per altri piatti.

Prima di investire in qualcos'altro, potrebbe essere saggio provare a preparare l'aglio nero in una pentola a cottura lenta o in un cuociriso, se già possedete uno di questi elettrodomestici, in modo da testare la tecnica e preparare l'aglio nero molto raramente.

Produzione di aglio nero in un fermentatore alimentare

Volete accelerare i tempi di fermentazione di qualche settimana? Provate un fermentatore. Questo apparecchio è in grado di dimezzare il tempo necessario per produrre l'oro nero. Questi apparecchi hanno un prezzo un po' elevato, ma si possono utilizzare per preparare qualsiasi cosa, dallo yogurt al riso dolce, utilizzando un solo apparecchio.

Con il diffondersi dell'uso dell'aglio nero, un numero crescente di persone cerca metodi non solo semplici, ma anche privi di rischi ed economici. Di conseguenza, non dovrebbe sorprendere che anche altri tipi di „fermentatori" di aglio nero abbiano trovato posto negli scaffali dei negozi.

I fermentatori per aglio nero sono piccoli strumenti da cucina che hanno l'aspetto di pentole per il riso, ma la loro funzione principale è quella di facilitare la produzione rapida e semplice di aglio nero in casa.

Pro: Hanno anche la tendenza a funzionare a costi relativamente bassi. Si stima che il fermentatore di aglio nero utilizzi 2,16 kW al giorno, che non è una quantità terribile di energia se si considera che può produrre contemporaneamente 20-30 teste d'aglio.

Contro: Questo dispositivo da cucina non è destinato a nient'altro che a trasformare l'aglio normale in aglio nero, poiché è il suo unico scopo. Se non si prepara regolarmente l'aglio nero, acquistarlo e conservarlo potrebbe essere uno spreco di denaro e di spazio inutile.

Preparare l'aglio nero in un lievitatore

Un proofer è un tipo speciale di piccola camera in grado di mantenere una determinata temperatura e un determinato livello di umidità per un periodo di tempo prolungato. La loro utilità non si limita al processo di fermentazione del lievito che avviene nell'impasto del pane. Inoltre, i proofer sono eccellenti per mantenere le temperature corrette per diversi tipi di fermentazione. Sono perfetti per produrre yogurt o crauti nel comfort della propria casa. Un proofer può anche essere utilizzato per temperare il cioccolato o come pentola a cottura lenta che consente di cucinare a una temperatura esatta. Entrambi questi usi sono possibili grazie alle capacità di controllo della temperatura del lievitatore.

Il fatto che si possano utilizzare le proprie pentole in acciaio inossidabile al suo interno rende l'utilizzo come slow cooker un'opzione fantastica. La pentola tradizionale che si trova nelle pentole a cottura lenta è in acciaio inox, poiché è più resistente della ceramica e non presenta gli stessi problemi di tossicità dello smalto ceramico.

Il fatto che una pentola di cottura richieda solo una piccola quantità di energia per mantenere una temperatura costante la rende un'apparecchiatura estremamente economica da utilizzare.

Pro: Fa un ottimo lavoro per mantenere una temperatura costante. Inoltre, può essere ripiegato in dimensioni relativamente ridotte, consentendo di occupare molto meno spazio quando non viene utilizzato.

Contro: Il costo stesso dell'apparecchio potrebbe essere considerato uno svantaggio. È possibile che vi ritroviate con un apparecchio costoso che rimane in fondo alla cucina per la maggior parte del tempo se non producete pane o altri alimenti fermentati, non lo usate per fare lo yogurt o temperare il cioccolato, ecc.

Qual è il modo migliore per conservare l'aglio nero?

Poiché il processo di produzione dell'aglio nero è in realtà un metodo di conservazione degli alimenti, l'aglio nero può essere conservato a temperatura ambiente per due o tre mesi, o anche per un periodo più lungo. L'aglio nero deve essere conservato in un luogo freddo, asciutto e buio, come una dispensa. Può essere conservato in barattoli di vetro o anche in piccoli sacchetti marroni per il pranzo. È anche possibile congelarlo o refrigerarlo. Può essere conservato per un massimo di tre mesi in forma non sbucciata e conservato in un contenitore ermetico. Per evitare che l'aglio diventi secco e duro, assicuratevi che il contenitore sia assolutamente chiuso.

- **In frigorifero:** Potete conservare i bulbi d'aglio intatti in un contenitore ermetico o in un barattolo in frigorifero, per poi rimuovere e sbucciare gli spicchi quando ne avete bisogno. In questo modo potrete conservarlo fino a metà anno.

- • **- Congelare:** Congelate gli spicchi d'aglio sin golarmente o l'intero bulbo d'aglio per conser varli. Non è necessario separarli. Possono essere conservati in freezer fino a un anno se prima vengono avvolti con cura nella pellicola e poi messi in freezer. Poiché non si solidificano quando vengono congelati, possono essere uti lizzati subito dopo essere stati tolti dal freezer.

E per quanto riguarda la sicurezza degli alimenti?

È possibile che preparare l'aglio nero in casa sia rischioso? Per evitare lo sviluppo di botulismo e altri veleni, la temperatura deve essere controllata e monitorata e i livelli di pH devono essere accurati. Per quanto riguarda la preparazione dell'aglio nero, l'esperto di sicurezza alimentare Dr. Brian Nummer, Ph.D., afferma quanto segue:

„La temperatura durante la „fermentazione" DEVE essere pari o superiore a 135 gradi Fahrenheit (57 gradi Celsius). Il rischio di ammalarsi a causa del consumo di cibo avariato aumenta se non viene mantenuto questo controllo della temperatura. A temperature leggermente inferiori a 57 gradi Celsius (135 gradi Fahrenheit), i batteri che causano malattie di origine alimentare iniziano a proliferare. Tra questi vi sono il Clostridium perfringens e il Clostridium botulinum. La tossina generata dal Clostridium botulinum è la più letale e potente che l'uomo conosca. Per questo motivo, è fortemente consigliato l'uso di un registratore di temperatura. La fermentazione dell'aglio nero è molto diversa da quella di verdure classiche come i crauti (cavoli) o i sottaceti (cetrioli). A temperatura ambiente, i batteri lattici naturali (biota) presenti nei cavoli e nei cetrioli fermentano rapidamente gli zuccheri vegetali quando le verdure vengono immerse in una salamoia salata. Questa rapida fermentazione impedisce a patogeni come il Clostridium botulinum di espandere le proprie popolazioni. Una volta che la salamoia raggiunge un pH di acidità di 4,6 o inferiore, non è più possibile la crescita del Clostridium botulinum. La fermentazione dell'aglio nero potrebbe portare a una fermentazione acida, ma ciò non è garantito".

Se anche voi condividete le preoccupazioni di Brian, dovreste mantenere correttamente la temperatura o probabilmente evitare questo processo fai-da-te e acquistare l'aglio nero da un fornitore affidabile.

Domande frequenti e problemi di salute individuali sul consumo di aglio nero

FAQs

L'aglio nero è superiore all'aglio bianco?

Quale sia l'opzione superiore all'altra dipende da ciò che desiderate, ed è anche una questione di scelta personale. Sono due cose ben distinte e, a seconda delle vostre preferenze, potreste scegliere una piuttosto che l'altra. Personalmente li apprezzo molto entrambi e ne sceglierei uno piuttosto che un altro a seconda della ricetta che voglio realizzare.

Ci sono momenti in cui si desidera il gusto forte e pungente dell'aglio crudo. Ci sono casi in cui l'aglio arrostito è l'opzione migliore. In altre occasioni, il gusto dolce e ricco dell'aglio nero può cambiare completamente la traiettoria di una cucina. Rispetto all'aglio bianco crudo, l'aglio nero è più semplice da consumare da solo. Questo è uno dei tanti vantaggi dell'aglio nero.

Se cercate i vantaggi dell'aglio per la salute ma avete difficoltà a consumarne una quantità sufficiente, l'aglio nero è piuttosto piacevole da consumare da solo e può aiutarvi a raggiungere i vostri obiettivi. In effetti, contiene più sostanze nutritive dell'aglio crudo e potreste scoprire di volerlo consumare più spesso grazie al suo sapore gradevole[18].

Ha un profilo nutrizionale migliore dell'aglio bianco?

Il consumo di aglio nero al posto dell'aglio bianco crudo può portare ulteriori vantaggi per la salute, oltre ad essere più comodo da consumare. Sebbene entrambe le forme di aglio includano allicina, l'aglio nero contiene livelli molto più elevati di S-Ally-Cysteine. Questo composto è facilmente assorbito dall'organismo e si ritiene che sia responsabile di molti dei vantaggi per la salute associati all'aglio.

Secondo alcune fonti, l'aglio nero contiene quasi il doppio degli antiossidanti rispetto all'aglio bianco. D'altra parte, una ricerca ha indicato che l'estratto di aglio nero ha un potenziale antinfiammatorio inferiore a quello dell'aglio bianco.

Inoltre, può contribuire a stabilizzare lo zucchero nel sangue, a proteggere il cuore e forse a prevenire il cancro. È stato dimostrato che l'aglio nero può ridurre l'infiammazione e contribuire a rafforzare il sistema immunitario. Alcuni ritengono che possa persino aiutare a perdere peso.

Qual è la dose giornaliera raccomandata di aglio nero?

Secondo alcune fonti, la dose raccomandata per la salute e il benessere generale va da circa 2 grammi al giorno fino a poco più di 10 grammi al giorno. Il peso di uno spicchio di aglio nero varia in media da uno a cinque grammi. Pertanto, puntare a uno o due spicchi al giorno è molto probabilmente un obiettivo ragionevole a cui aspirare.

Gli aspetti individuali del consumo di aglio nero

Le diverse forme di aglio presentano una serie di potenziali effetti collaterali unici. Quando viene consumato in alimenti o bevande, l'aglio nero può potenzialmente presentare i seguenti problemi[19]:

- - Alito cattivo
- - Sensazione di bruciore in bocca o nello sto maco

- - Flatulenza, gassosità, nausea, odore corporeo sgradevole o diarrea.
- - Un consumo eccessivo può causare emorragie
- - Problemi di respirazione

I seguenti effetti avversi sono stati collegati all'uso eccessivo di aglio nero a livello topico:

- - danni alla pelle paragonabili a un'ustione
- - Grave irritazione della pelle

Misure di sicurezza specifiche

- **- Gravidanza e allattamento:** In caso di gravidanza o allattamento, si consiglia di discutere preventivamente il consumo di aglio nero con il proprio medico curante. In caso di gravidanza, non si deve utilizzare l'aglio nero per applicazioni topiche, poiché può causare infiammazioni.

- **- Per quanto riguarda i bambini:** L'aglio può essere consumato senza problemi dai bambini in dosi molto basse e per un breve periodo di tempo. L'assunzione di dosi elevate non è sicura e può essere potenzialmente letale. Tuttavia, fino ad oggi non sono stati documentati casi di morte tra i bambini che hanno consumato aglio in qualsiasi forma. Non è una buona idea applicare l'aglio nero sulla pelle del bambino per via topica, poiché potrebbe causare danni simili a ustioni.

- **- Emorragie:** Poiché l'aglio può aumentare il rischio di emorragie, dovrebbe essere evitato dai soggetti affetti da patologie che causano sanguinamenti eccessivi, che fanno uso di anticoagulanti o che si stanno riprendendo da un intervento chirurgico.

- **- Diabete:** È possibile che il consumo di aglio nero riduca il livello di zucchero nel sangue. È stato dimostrato che l'aglio abbassa i livelli di zucchero nel sangue nei soggetti diabetici e in alcuni casi è stato addirittura collegato al coma diabetico. Se si soffre di diabete, è opportuno discutere l'assunzione di aglio nero con il proprio medico di base.

- **- Disturbi di stomaco:** L'aglio nero può indurre disturbi gastrointestinali; se si ha una storia di disturbi gastrointestinali o digestivi, è bene discutere con il proprio medico il consumo di aglio nero.

- **- Riduzione della pressione sanguigna:** è stato dimostrato che l'aglio riduce la pressione sanguigna. Le persone che soffrono di pressione alta possono trarne un beneficio positivo. Coloro che hanno già la pressione bassa, invece, potrebbero notare un calo della pressione sanguigna. Non assumere l'aglio nero se si ha una storia di pressione bassa.

Reazioni avverse gravi

Il consumo di aglio nero come alimento non è associato ad alcun effetto avverso grave ed è quindi considerato sicuro. Secondo uno studio, un caso molto insolito di polmonite è stato collegato all'uso di aglio nero. Non è stato possibile stabilire se si trattasse di avvelenamento o di risposta immunologica. Poiché gli studi clinici sull'uomo sono così pochi, è impossibile fare ipotesi sull'impatto che l'aglio nero avrà nel lungo periodo. Saranno necessari ulteriori test clinici.

Conclusione

Anche se probabilmente siete più abituati a mangiare aglio crudo, l'aggiunta di aglio nero alla vostra dieta può essere un'aggiunta davvero gustosa. La sua consistenza gelatinosa e il suo sapore un po' dolce si adattano bene a diversi alimenti. L'aglio ha la funzione di riscaldare ed energizzare lo stomaco, di digerire il cibo e di purificare, il che significa che può aiutare a scacciare il raffreddore che si è attardato nello stomaco e a favorire la digestione. I pasti di colore scuro possono rafforzare i reni e aumentarne la funzionalità. Secondo la Medicina Tradizionale Cinese (MTC)[20], questi sono responsabili del funzionamento e del mantenimento delle attività fisiologiche dell'intero organismo.

L'aglio nero può contribuire ad alleviare il gonfiore addominale, a fermare la diarrea, a ridurre il gonfiore e a espellere le tossine per trattare bolle e ulcere della pelle. Può anche aiutare a stimolare la funzione della milza. Inoltre, elimina i vermi parassiti che causano le malattie della pelle. In effetti l'aglio nero è un super alimento ricco di sostanze nutritive, provatelo!

Dichiarazione di non responsabilità: Contenuto di questo libro

Questo libro fornisce informazioni sull'aglio nero a scopo educativo e di intrattenimento. L'autore ha compiuto sforzi ragionevoli per garantire l'accuratezza delle informazioni presentate; tuttavia, non può essere ritenuto responsabile di eventuali errori o omissioni. Le informazioni contenute in questo libro non intendono sostituire la consulenza professionale e non devono essere considerate consigli medici, nutrizionali o culinari.

Il consumo e l'uso dell'aglio nero e dei suoi derivati deve avvenire sotto la supervisione e la consultazione di professionisti qualificati. Ogni individuo è unico e può reagire in modo diverso a determinati alimenti. Si consiglia ai lettori di consultare un medico, un nutrizionista o uno chef qualificato prima di apportare modifiche significative alla propria dieta o al proprio stile di vita, soprattutto in presenza di condizioni mediche preesistenti. L'autore e gli editori non si assumono alcuna responsabilità per eventuali conseguenze dirette o indirette derivanti dall'uso delle informazioni contenute in questo libro. Il lettore

si assume la piena responsabilità della propria inter-
pretazione e applicazione delle informazioni fornite.

Questo libro non appoggia né promuove marche
specifiche di aglio nero o prodotti correlati. Qualsiasi
menzione di prodotti o aziende è solo a scopo infor-
mativo e non costituisce un'approvazione.

Leggendo questo libro, il lettore accetta e comprende
questa esclusione di responsabilità.

Se vuoi vedere altri libri dell'autore, scansiona questo codice QR

Referenze

1. Tahir, Z., et al., *Comparative study of nutritional properties and antioxidant activity of raw and fermented (black) garlic.* International Journal of Food Properties, 2022. **25**(1): p. 116-127.

2. Ryu, J.H. and D. Kang, *Physicochemical properties, biological activity, health benefits, and general limitations of aged black garlic: A review.* Molecules, 2017. **22**(6): p. 919.

3. Lee, Y.-M., et al., *Antioxidant effect of garlic and aged black garlic in animal model of type 2 diabetes mellitus.* Nutrition research and practice, 2009. **3**(2): p. 156-161.

4. Kimura, S., et al., *Black garlic: A critical review of its production, bioactivity, and application.* Journal of Food and Drug Analysis, 2017. **25**(1): p. 62-70.

5. Toledano-Medina, M.A., et al., *Evolution of some physicochemical and antioxidant properties of black garlic whole bulbs and peeled cloves.* Food Chemistry, 2016. **199**: p. 135-139.

6. Hodge, J.E., *Dehydrated Foods, Chemistry of Browning Reactions in Model Systems.* Journal of Agricultural and Food Chemistry, 1953. **1**(15): p. 928-943.

7.   Lee, Y.-M., et al., *Antioxidant effect of garlic and aged black garlic in animal model of type 2 diabetes mellitus.* Nutr Res Pract, 2009. **3**(2): p. 156-161.

8.   Jung, E.-S., et al., *Reduction of blood lipid parameters by a 12-wk supplementation of aged black garlic: A randomized controlled trial.* Nutrition, 2014. **30**(9): p. 1034-1039.

9.   Jeong, Y.Y., et al., *Comparison of Anti-Oxidant and Anti-Inflammatory Effects between Fresh and Aged Black Garlic Extracts.* Molecules, 2016. **21**(4): p. 430.

10.   Ha, A.W., T. Ying, and W.K. Kim, *The effects of black garlic (Allium satvium) extracts on lipid metabolism in rats fed a high fat diet.* Nutr Res Pract, 2015. **9**(1): p. 30-36.

11.   Itoh, T., et al., *Inhibitory effect of xanthones isolated from the pericarp of Garcinia mangostana L. on rat basophilic leukemia RBL-2H3 cell degranulation.* Bioorganic & Medicinal Chemistry, 2008. **16**(8): p. 4500-4508.

12.   *Hepatoprotective Effect of Aged Black Garlic on Chronic Alcohol-Induced Liver Injury in Rats.* Journal of Medicinal Food, 2011. **14**(7-8): p. 732-738.

13.   Imai, J., et al., *Antioxidant and Radical Scavenging Effects of Aged Garlic Extract and its Constituents.* Planta Med, 1994. **60**(05): p. 417-420.

14. Purev, U., M.J. Chung, and D.-H. Oh, *Individual differences on immunostimulatory activity of raw and black garlic extract in human primary immune cells.* Immunopharmacology and Immunotoxicology, 2012. **34**(4): p. 651-660.

15. Dong, M., et al., *Aged black garlic extract inhibits Ht29 colon cancer cell growth via the PI3K/Akt signaling pathway.* Biomed Rep, 2014. **2**(2): p. 250-254.

16. Farombi, E.O. and O.O. Onyema, *Monosodium glutamate-induced oxidative damage and genotoxicity in the rat: modulatory role of vitamin C, vitamin E and quercetin.* Human & Experimental Toxicology, 2006. **25**(5): p. 251-259.

17. Hermawati, E., D.C.R. Sari, and G. Partadiredja, *The effects of black garlic ethanol extract on the spatial memory and estimated total number of pyramidal cells of the hippocampus of monosodium glutamate-exposed adolescent male Wistar rats.* Anatomical Science International, 2015. **90**(4): p. 275-286.

18. Ahmed, T. and C.-K. Wang, *Black Garlic and Its Bioactive Compounds on Human Health Diseases: A Review.* Molecules, 2021. **26**(16): p. 5028.

19. Ma, L., et al., *Effects of Anaerobic Fermentation on Black Garlic Extract by Lactobacillus: Changes in Flavor and Functional Components.* Frontiers in Nutrition, 2021. **8**.

20.   Kim, J., et al., *A comparative study on the antioxidative and anti-allergic activities of fresh and aged black garlic extracts.* International Journal of Food Science & Technology, 2012. **47**.